TRAITEMENT

DE LA

GRAVELLE URIQUE

Avec de nouvelles Expériences

SUR

L'ACTION DES ALCALINS

PAR

E. CLIMENT,

DOCTEUR EN MÉDECINE DE LA FACULTÉ DE PARIS.

PARIS

ADRIEN DELAHAYE, LIBRAIRE-ÉDITEUR

PLACE DE L'ÉCOLE-DE-MÉDECINE

—

1874

TRAITEMENT

DE LA

GRAVELLE URIQUE

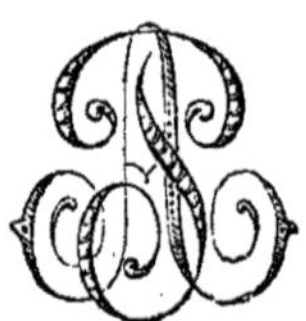

A. PARENT, imprimeur de la Faculté de Médecine, rue M^r-le-Prince, 31.

TRAITEMENT

DE LA

GRAVELLE URIQUE

Avec de nouvelles Expériences

SUR

L'ACTION DES ALCALINS

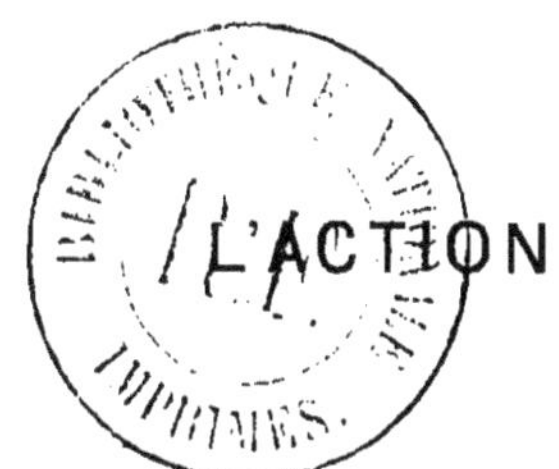

PAR

E. CLIMENT,

DOCTEUR EN MÉDECINE DE LA FACULTÉ DE PARIS.

———— •◦• ————

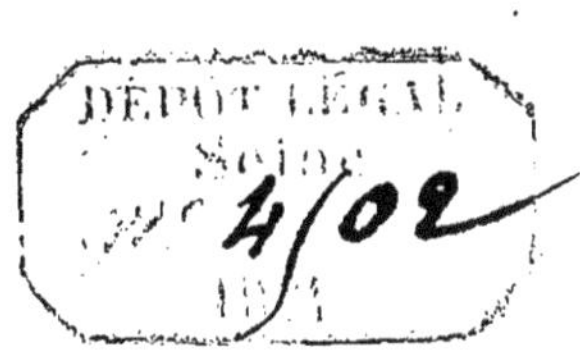

PARIS

ADRIEN DELAHAYE, LIBRAIRE-ÉDITEUR

PLACE DE L'ÉCOLE-DE-MÉDECINE

—

1874

INTRODUCTION.

Notre but, en entreprenant ce travail, a été surtout de nous assurer expérimentalement de l'action exercée sur l'organisme par la médication alcaline. Les nombreuses et mémorables discussions qui ont eu lieu au sein des Académies ou dans la presse médicale, nous ont engagé à aborder ce sujet que nous avons espéré pouvoir élucider, grâce à l'ingénieux appareil de M. Malassez, le compte-globules.

Nous avons fait sur nous-même une série d'expériences, dont nous avons consigné exactement tous les résultats, et nous avons pu arriver ainsi à conclure que les alcalins agissent réellement sur le sang en diminuant le nombre des globules rouges.

Nous espérons que nos juges, ayant égard aux difficultés inhérentes à nos recherches, nous accorderont leur bienveillance.

Nous n'avons fait, il est vrai, que donner à une idée thérapeutique, déjà ancienne, une base expérimentale; mais nous avons rapporté tout ce que nous avons observé, et rien que ce que nous avons observé.

Puissions-nous, par la sincérité de nos paroles, entraîner la conviction de nos lecteurs, et faire apprécier les médications dirigées contre la gravelle à leur juste valeur.

Notre travail comprend deux parties :

1° Des considérations générales sur la gravelle urique et la colique néphrétique ;

2° Le traitement de la gravelle en tant que maladie
chronique, uricémie, lithiase rénale, et en tant qu'accès
aigu, colique néphrétique.

Nous avons étudié successivement les diverses médications, en nous arrêtant spécialement sur la médication alcaline qui a fait l'objet de nos recherches, et la
médication hydro-minérale, qui est aujourd'hui à juste
titre la plus employée.

Nous remercions M. le Dr Mallez, pour ses savantes
leçons et pour les excellents conseils qu'il nous a si
gracieusement donnés.

Nous remercions également M. le Dr Bouloumié, de
son bienveillant concours.

TRAITEMENT

DE LA

GRAVELLE URIQUE

Considérations générales sur la gravelle et la colique néphrétique.

Gravelle et lithiase sont des synonymes dont on se sert indifféremment pour désigner la présence dans l'urine de concrétions, de sables ou graviers, qui sont, par ordre de fréquence, ou rouges (acide urique), ou jaunes (urates), ou gris (phosphate ammoniaco-magnésien), ou blancs (phosphates de chaux et de soude), ou noirs (oxalates).

Par une extension un peu forcée, les mêmes mots servent encore à indiquer, avec celui de pili-miction, l'expulsion de poils et de cheveux par l'urèthre.

La distinction qui se traduit également par les mots de gravelles rouge, jaune, blanche, noire, est comprise de tous et est la plus logique ; toutefois, il faut tenir compte du point de formation des concrétions, car si elles ont pris naissance dans le rein, elles sont toujours le résultat de l'excès dans le sang de l'une dés substances que l'appareil uropoiétique a pour fonction d'éliminer ; si, au contraire, elles se sont formées dans la vessie, par la précipitation des phosphates sous l'action d'un corps étranger, ou d'un ferment, elles ne sont produites que par la décomposition secondaire de l'urine.

Ce sont ces deux origines si différentes que M. Durand-Fardel a voulu caractériser, en désignant l'une de ces gravelles sous le nom de *diathésique*, et la seconde sous le nom de *catarrhale*, et que l'on pourrait encore appeler rénale ou vésicale, qualifications qui rappellent en effet que les unes sont sous la dépendance de l'état général, et les autres, d'une altération anatomo-pathologique, ou fonctionnelle du réservoir de l'urine, avec cette remarque cependant qu'il est telle gravelle, phosphatique ou catarrhale, qui résulte directement des digestions incomplètes, ou de troubles nerveux divers.

Les dyspeptiques, les névrosiques, les déments, les maniaques, et passagèrement tous ceux qu'atteignent une affection dépressive du système nerveux, produisent des phosphates en excès, par conséquent de la gravelle blanche, mais qui ne mérite plus alors le nom de catarrhale.

Une classification, également très-usuelle des gravelles, est celle qui repose sur le volume des concrétions, et qui réserve le nom de gravelle à toutes celles qui peuvent être expulsées par les voies naturelles, par opposition aux pierres et calculs qui nécessitent l'intervention chirurgicale. On s'expose encore, il est vrai, à considérer comme pierres des concrétions du volume d'un grain de chènevis ou de millet, qui ne réussissent pas à franchir facilement le col de la vessie chez un vieillard, ou l'urèthre d'un individu atteint d'un rétrécissement; et à confondre avec la gravelle des calculs volumineux rendus spontanément par des femmes, tel par exemple, le plus grand d'entre eux, celui dont parle Pierre Borellus, qui avait le volume d'un œuf d'oie.

D'une manière générale, le mot de gravelle s'applique à la présence de sables dans l'urine, et ils s'y montrent, soit sans provoquer de douleurs rénales, soit au contraire en donnant lieu, par leur passage au travers du rein, à des *coliques* très-vives, dites *néphrétiques*.

La violence de ces dernières est assez généralement en raison directe du volume de la gravelle; toutefois, la douleur est le phénomène le plus constamment lié à l'existence des concrétions lithiques dans les reins, les bassinets et les uretères; elle varie d'un simple engourdissement, d'une gêne, de fourmillement ou de picotement jusqu'aux douleurs atroces de la colique néphrétique. Le rein en est toujours le siége, avec des irradiations dans les lombes, dans les flancs, et jusqu'à l'ombilic; mais le plus ordinairement elles suivent le trajet de l'uretère jusque dans le testicule correspondant, ou bien elles envahissent, chez les femmes, la région ovarique.

M. le Dr Patézon a signalé un symptôme qui précède souvent l'expulsion de nouveaux graviers, c'est une *douleur contusive à la nuque;* il le donne comme non constant; mais, dit-il, toutes les fois qu'il existe, il est très-significatif.

Elles apparaissent soit spontanément, soit avec quelques prodromes, tels que douleurs contusives du rein, du flanc, avec changement et décoloration d'urine, ou encore de fourmillements en s'accompagnant de la diminution de la quantité d'urine excrétée, et dans certains cas où la néphrite calculeuse est double, d'une anurie presque complète.

La face est grippée, le pouls est petit et rappelle celui de la péritonite; les extrémités sont froides et tout le corps se couvre d'une sueur algide. Les convulsions et le délire sont exceptionnels, mais les malades poussent des gémissements et se livrent à des contorsions pour trouver une position meilleure.

L'hématurie, que certains auteurs considèrent comme presque constante, n'est pas la règle, mais en revanche il est rare que la colique néphrétique ne soit pas accompagnée de vomissements.

La douleur rénale à des degrés divers, dont la colique néphrétique est l'expression la plus aiguë, accompagne chez le plus grand nombre des sujets la gravelle urique, ou à réaction acide, qui est aussi la plus commune, par opposition à la gravelle phosphatique, ou à réaction alcaline.

On est conduit à se demander sous quelle influence l'acide urique se rencontre en excès dans l'économie, et comment il y est retenu.

L'opinion la plus connue sur ce sujet, est celle à laquelle s'attache le nom de Liébig, bien qu'elle ne lui appartienne qu'en partie; elle se résume dans l'oxydation incomplète des matières albuminoïdes ou protéiques, formant tantôt et le plus communément de l'acide urique, tantôt de l'acide oxalique; 91 parties d'oxygène unies à un atome de tissu musculaire et fibreux équiva-

lent à la composition de l'acide urique, de l'acide carbonique et de l'eau.

Mais la difficulté semble être reculée sans être réso-
lue, et l'on se demande si la métamorphose incomplète
des substances assimilables a pour siége l'estomac ou
l'intimité des tissus ?

On peut soutenir en effet, et tout semble indiquer
que, dans un très-grand nombre de cas, c'est dans le
premier temps de la digestion que se prépare la formation de l'acide urique ; les exemples de migraines uriques et de gastralgies produisant de l'azoturie viennent
à l'appui de cette opinion.

Mais, toutefois, il faut reconnaître que c'est le plus
communément dans l'élimination cellulaire qu'il faut
rechercher la cause de la production abondante de
l'acide urique et des urates, et de leur présence en
excès dans l'urine.

M. Bouloumié conclut, dans un travail récent sur les
modifications des urines, que l'acide urique est un produit de digestion de la cellule, et que son excès témoigne
d'une digestion incomplète liée soit à un défaut de qualité du sang, soit à un défaut du fonctionnement de la
cellule.

Malheureusement ces vues ingénieuses rencontrent
quelques contradictions, et il est difficile d'affirmer encore, d'une manière absolue, que l'acide urique soit
une formation transitoire entre les composés protéiques
et l'urée.

Les expériences de Lehmann sont, comme on sait,
en contradiction avec celle de Magendie, mais les recherches de Boussingault, qui a pris soin de recueillir
la quantité d'acide urique produite : 1° chez un ca-

nard, par la métamorphose seule des tissus de l'animal ; 2° d'un second, auquel on avait fait avaler des boules de terre ; et 3° d'un troisième, nourri de gomme, corps presque complètement privé d'azote, ne lèvent pas absolument la difficulté de savoir pourquoi c'est tantôt sous forme d'urée, tantôt sous forme d'acide urique, que l'azote est rejeté, et n'ont plus davantage la relation physiologique et pathologique de l'urée à celle de l'acide urique.

Il se présente du reste de suite à l'esprit d'opposer à la théorie de l'oxydation incomplète, le fait si commun des dépôts abondants d'urates d'ammoniaque formés par les excréments des oiseaux (guano), animaux à sang chaud, abondamment pourvus d'oxygène, et la réponse que Zimmermann a essayé d'y faire, par l'absence de la perspiration cutanée, chez ces animaux, ne détruit pas ce fait si considérable, et nous laisse réduit à la seule probabilité d'une double origine pour la présence de l'acide urique dans le sang ; d'une part, la surabondance des matières azotées introduites dans l'économie ; et par conséquent d'une assimilation insuffisante, et d'autre part d'une désassimilation métamorphique, incomplète par des raisons encore obscures. Nous savons d'ailleurs que l'expérience de Hall, citée par M. Charcot, démontre clairement la présence en excès de l'acide urique dans le sang des vrais graveleux ; il est donc impossible d'admettre la formation d'acide urique ailleurs que dans le sein de l'économie.

On ne peut également admettre la supposition de Niemeyer, qui dit : « que les calculs urinaires se forment par une disposition du corps à produire de grandes quantités d'acide urique ou d'acide oxalique. »

Si, de ce qui précède, nous passons à la formation des concrétions lithiques dans les reins, ou si l'on préfère à la lithiase rénale, il faut invoquer la disposition générale précédente, qui ferait alors admettre autant de diathèses qu'il y a de gravelles distinctes chimiquement ; gravelles uriques, oxaliques, phosphatiques.

La première est la seule à laquelle on pourrait appliquer cette considération, car elle est la seule qui semble plus particulièrement sous la dépendance d'un état général.

La diathèse oxalique est contestée par Lehman, Gallois, Smoler, etc. Quant à la gravelle phosphatique, ou de phosphate ammoniaco-magnésien, M. Bouchardat dit : « La véritable maladie est surtout dans les voies urinaires, et surtout dans la vessie. »

Meckel a invoqué la présence d'un mucus oxalique dans le rein, entraînant secondairement la formation de l'acide urique, des urates et des phosphates, et il a désigné ce fait sous le nom de *catarrhe lithogène*.

Pour Scherer, de même que l'urine entre en décomposition dans un vase, elle peut en subir une analogue dans son parcours au travers des canalicules rénaux, il est évident que la fermentation est plus ou moins rapide en raison de la composition de l'urine et de l'état général du sujet ; et enfin d'un ferment fourni par la muqueuse urinaire.

Le pigment et les matières extractives se transforment en acide lactique, lequel chasse l'acide urique de ses combinaisons dans la fermentation acide.

L'urée, au contraire, est décomposé en carbonate d'ammoniaque, et les concrétions se trouvent formées de cette dernière base, de l'acide urique et des phosphates de magnésie ou de chaux. Ce serait le mucus qui servirait de noyau.

Reste à expliquer la formation sur place de l'acide oxalique et des oxalates, et aussi que ce n'est pas le plus généralement, comme le dit Scherer, le mucus qui sert de noyau aux concrétions lithiques.

La lithiase rénale est de tous les âges et de tous les sexes ; toutefois, elle est plus fréquente chez l'homme que chez la femme, et chez le vieillard que chez l'enfant, bien qu'on ait cité un certain nombre d'exemples de gravelle urique dans le plus bas âge.

Elle est de tous les pays et de tous les climats, la distribution géographique, comme celle de la pierre, reste à faire ; cependant on a noté que l'Ouest de l'Angleterre et des Etats-Unis ; en Russie, le gouvernement de Moscou ; en Italie le Napolitain ; en France, la Bourgogne en offrent des exemples infiniment plus fréquents. La statistique, muette sur la gravelle, nous apprend que dans bien des hôpitaux de Moscou, on opère jusqu'à 120 calculeux par an.

L'hygiène et l'alimentation de quelques-unes des régions que nous venons de citer, expliquent cette endémie lithique, mais il resterait à faire l'examen des eaux et à expliquer leur influence dans la production des dépôts urinaires.

Pour ce qui est de la Bourgogne, pays riche et abandamment pourvu d'aliments substantiels et de vins généreux, c'est la gravelle urique qui y prédomine.

La lithiase rénale urique comme la goutte, dont elle n'est qu'une autre manifestation, est héréditaire, les descendants des goutteux ou des graveleux sont goutteux ou graveleux et *vice-versa*, et parfois en sautant alternativement une génération.

En outre, la gravelle urique a des relations incontestables avec le diabète et la lithiase hépatique; un grand nombre d'auteurs parmi lesquels il convient de nommer Prout, Trousseau, Durand-Fardel, Roubaud, Willemin, etc., ont signalé la fréquente intimité de ces deux maladies avec l'uricémie. M. Desnos donne des observations intéressantes à ce sujet (1).

Les signes objectifs que nous avons énumérés : douleurs rénales, uréthrales et testiculaires, depuis le fourmillement vague et à peine perceptible jusqu'à la crise suraiguë de la colique néphrétique la plus intense, s'accompagnant de lipothymie et même de convulsions et de sueurs froides, etc., sont insuffisants à décider, d'une manière absolue, le diagnostic de la lithiase rénale; il y faut la présence dans l'urine de sables rouges, gris ou jaunes, constitués par l'acide urique et des urates.

L'acide urique se présente sous la forme de cristaux rhomboédriques, soit associés, soit isolés et d'épaisseur et de coloration très-variables selon la quantité d'acide urique excrétée dans une même proportion d'urine et son degré d'acidité (observations de M. Bouloumié).

Les formes cristallines s'éloignent d'autant plus du type normal, et sont d'autant plus compliquées et foncées en couleur que la quantité d'acide urique excrétée est plus considérable; les formes qui paraissent les plus rebelles sont les plus épaisses et elles ne disparaissent jamais, qu'en passant par certains états intermédiaires, aboutissant finalement à des formes cristalines hexagonales

(1) Nouveau Dictionnaire de médecine et de chir. prat., p. 654.

ou losangiques sans coloration ni épaisseur appréciables.

Le Dr Bouloumié (de Vittel), qui a fait des observations pendant la durée du traitement hydro-minéral, a
constaté qu'au moment où une diminution sensible se
manifeste dans l'intensité du dépôt, il y a généralement
élimination d'acide oxalique uni à la chaux, et que cette
élimination, qui paraît résulter d'une suractivité excré-
mentitielle liée à la polyurie artificielle, ne dure pas
au delà de 3 à 4 jours ; immédiatement après cette élimination, la configuration aussi bien que le nombre,
l'épaisseur et la coloration des cristaux se modifient
notablement pour revenir aux formes normales et dis-
paraître enfin entièrement, Les cristaux qui d'abord se
réunissent au fond du vase, dès l'émission, sous forme
de dépôt rougeâtre ne se montrent plus ultérieurement
que par refroidissement, et quand la fermentation acide
commence.

TRAITEMENT.

MÉDICAMENTS VÉGÉTAUX.

Il n'entre pas dans notre sujet d'étudier tous les médicaments successivement employés contre la gravelle,
mais seulement d'énumérer les principaux d'entre eux
pour arriver ensuite à l'étude expérimentale de l'action
physiologique, la médication alcaline et hydrominérale,
qui fait le principal objet de notre thèse.

Les *diurétiques végétaux* ont toujours joui, dans le traitement de la gravelle d'une faveur qui se retrouve encore

aujourd'hui dans la pratique du plus grand nombre de médecins et surtout du public.

La *Digitale*, qui mérite d'être mise en première ligne, parmi les diurétiques végétaux énergiques, et qui s'administre en infusion ou en macération pour les cas particuliers.

La *Scille*, qui se donne à la dose de 10 à 30 centigrammes, mais particulièrement sous forme d'oxymel scillitique à 10, 20, 30 et même 60 grammes par jour, dans des potions diurétiques.

Le *Colchique* et la *Cévadille*, poisons narcotico-âcres, qui ont pour principe actif la *Vératrine* et provoquent une diurèse abondante.

Le *Colchique* se donne sous forme de teinture alcoolique, à la dose de 1 à 8 grammes en 24 heures, dans de la tisane amère, de l'eau sucrée ou du café.

MM. Socquet et Bonjean ont associé le silicate de soude aux préparations d'aconit et de colchique, dans le traitement de la *gravelle*, etc. (1).

Aujourd'hui la majorité des auteurs ne connaissent plus cette substance que comme le spécifique du principe de la goutte.

Il est prudent, selon la recommandation de Galtier-Boissière, de ne pas administrer quotidiennement des doses élevées, et de s'arrêter tout à fait dès qu'il y a plus de quatre selles diarrhéiques par jour (Gubler).

L'*Aconit*, diaphorétique énergique, remplacé aujourd'hui par son principe actif, l'*Aconitine*.

Entre les diurétiques énergiques précédents et les incertains qui n'agissent que par la masse du véhicule

(1) Acad. de méd. de Paris et Gaz. méd. de Paris, n. 37, 13 sept. 1855.

auquel ils sont incorporés, et que nous allons citer sommairement, se placent les diurétiques du règne animal: les *Cantharides*, les *Cloportes* et les *Grillons*.

Le *Kawa* ou piper methysticum, poivre enivrant, dont on a dit grand bien, il y a quelques années, et qui n'agit autrement que comme un stimulant sudorifique.

La préparation la plus commode pour l'administrer, est l'extrait alcoolique, que l'on donne à la dose de 1 à 2 grammes par jour en trois fois, en ayant soin de recommander le séjour au lit et une température élevée.

Le *Buchu* (Diosma crenata), qui est diurétique et balsamique et trouve, à ce dernier titre, son emploi dans les catarrhes légers des voies urinaires.

Il se donne en infusion, 30 grammes de feuilles pour 500 grammes d'eau bouillante; en sirop, en teinture et en élixir.

Les Américains, qui s'en servent dans des proportions considérables, estiment une préparation qui porte le nom d'*extrait fluide* et qui ne paraît être autre qu'une sorte d'élixir.

L'*Uva ursi*, qui s'administre en tisane, de temps immémorial dans presque toutes les maladies des voies urinaires.

La *Pyrole ombellée*, très-usitée par les médecins anglais et américains, qui en font le plus grand cas comme diurétique. Genets de Servières avait préparé un extrait alcoolique et un sirop que recommande M. Mallez (1).

La dose est d'une cuillerée à bouche par tasse, jusqu'à six dans la journée, dans de l'infusion d'uva ursi.

Le *Pareira brava* dont la racine est vantée comme lithontriptique.

(1) Thérapeutique des maladies de l'appareil urinaire, 1872.

L'*Asperge*, diurétique populaire dont les turions ou pointes renferment deux principes, l'asparagine et un extrait.

Comme diurétique, l'asperge ne doit pas être prescrite aux malades qui ont une cause prochaine de rétention, chez lesquels, par conséquent, la moindre irritation peut provoquer cet accident.

Le *Café*, la semence du coffea arabica, qui n'est autre qu'un stimulant du système cardio-vasculaire ; il se place à ce titre à côté du *thé*, de la *théine* et de la *coca*.

L'*Ulmaire* ou *reine des prés* dont les feuilles se prescrivent en infusion à la dose de 4 à 8 grammes pour un litre d'eau bouillante.

L'acide salicyleux que renferme l'ulmaire a servi de radical aux salicylates de potasse et de soude, vantés comme dialytiques ; cette préparation est tombée dans l'oubli.

L'*Alkékenge* ou Coqueret (Solanacées), dont les baies se donnent en infusion.

Le Frêne, *Fraximus excelsior* (oléacées). Les feuilles et l'écorce des jeunes rameaux sont les deux parties usitées de la plante ; les feuilles méritent seules la faveur dont elles ont été l'objet depuis quelques années. On les prescrit en infusion à la dose de 8 à 12 grammes dans 300 gr. d'eau bouillante.

Cette infusion prise le matin, à la première heure, agit comme cathartique et dialytique, elle ne produit pas de coliques comme le séné. On l'emploie comme véhicule pour faire prendre soit les benzoates, soit le carbonate de lithine,

Le maïs, *zea*, le chevelu du chou, le sureau (*sambucus niger*), le cainça, la turquette, la pariétaire (*parieta-*

ria officinalis), la fleur de genêt *(genista scoparia)*, le fe-
nouil *(feniculum vulgaris)*, le fragon, petit houx, le frai-
sier, le polygala de Virginie, le pourpier, la ronce, la
gaultherie couchée *(gaultheria procumbans)*, l'ancolie, l'a-
voine, l'oseille, les larmes de Job (graminées), le caapeha,
le lycopode, la spigélie, l'ortie, le persil.

A la suite de ces substances se place tout naturelle-
ment l'*huile de Harlem*, composé mal défini, et qui a
joui longtemps d'une réputation universelle contre
toutes les maladies de la vessie.

Des recherches récentes entreprises par M. Vial, dans
le but de déterminer quel est le principe actif de l'huile
de Harlem, semblent avoir démontré que ce médicament ne doit ses propriétés actives qu'à l'huile de génévrier. M. Vial a proposé de remplacer l'huile de Harlem par de l'huile de génévrier en globules, et ses
premières expérimentations tendent à démontrer, en
effet, que l'action de cette huile essentielle est salutaire
dans la gravelle.

Les *baies de Genévrier* ont été employées comme anti-
catarrhales. « Mais leur spécialité d'action, ou du moins
« la prédominance de leurs effets, du côté de l'appareil
« urinaire, a fait réserver leur emploi, pour les cas où
« il convient d'augmenter la diurèse (Gubler). (1)

Un grand nombre des substances que nous venons
d'énumérer ont été étudiées dernièrement par M. le
professeur Gubler.

Avant de passer au traitement curatif, qu'il nous soit
permis de formuler les moyens palliatifs que nous avons

(1) Commentaires thérapeutiques du *Codex medicamentarius*, 2ᵉ édit.,
1874.

vu employer avec succès contre la colique néphrétique ;
ils consistent en :

1° Applications laudanisées sur la région rénale et
dans la direction de l'urétère ou frictions avec le chloroforme sur les mêmes points ;

2° Faradisation de la région rénale et préférablement
utilisation du courant continu descendant ;

3° Massage de la région réno-uretérale méthodiquement appliqué et répété toutes les cinq ou six heures ;

4° Boissons adoucissantes à hautes doses : lait, graine
de lin, etc. ;

5° Enfin pour provoquer l'expulsion d'un gravier
engagé, une bouteille d'eau de Contrexeville (source
pavillon) ou de Vittel (grande source), prise en deux
heures.

MÉDICATION ALCALINE.

Après avoir passé en revue les médicaments tirés du
règne végétal, nous arrivons à la médication alcaline,
qui est la base du traitement que nous étudions, et sur
laquelle portent nos expériences.

Détruire l'acidité générale révélée par le liquide urinaire, et arriver à rétablir l'oxydation complète des
matériaux azotés, telle fut en réalité la donnée du traitement de la diathèse urique.

On comprend de suite, que l'on ait cherché le remède
à l'état acide dans tous les alcalins, et l'empirisme avait
réussi dans ce sens, avant les notions scientifiques les
plus précises.

On a donné il y a longtemps de l'*eau de chaux* dans la
gravelle urique, et le remède de mademoiselle Stévens,

dont la réputation fut universelle au xviiie siècle, à laquelle le Parlement anglais accorda une récompense considérable, n'était autre que des coquilles d'huîtres et d'escargots pilées, mélangées à l'eau et filtrées ; conséquemment de l'eau de chaux, que l'on ingérait à la dose de 2 ou 3 litres par jour. Hufeland et Mascagny avaient déjà usé, et ce dernier sur lui-même, de l'eau de chaux contre la gravelle, donc mademoiselle Stévens n'aurait fait que préconiser un remède très-anciennement connu, puisque Pline connaissait déjà la vertu des coquilles d'escargots.

C'est précisément vers la fin du xviiie siècle, au moment où tous les esprits étaient attentifs aux recherches dont nous venons de parler, que les bicarbonates alcalins commencèrent à être très-employés et que les eaux de Vichy devinrent à la mode.

Toutefois leur vogue ne se manifesta que vers 1829. Quelques années après le D^r Ch. Petit communiquait à l'Académie des sciences des observations de calculs urinaires guéris par l'usage des eaux de Vichy ; il suffit de les parcourir pour s'assurer vite des objections qu'elles faisaient naître. La première est celle d'un calculeux, lithotritié précédemment par Civiale, et qui, sous l'influence de cinq ou six verres d'eau de la source des Célestins par jour, expulse des débris qu'on reconnaît très-manifestement avoir appartenu à un calcul volumineux. La seconde, est l'histoire d'un malade qui avait un petit calcul, et qui s'en débarrassa en buvant jusqu'à quinze verres par jour, de l'eau de cette source. Les autres observations, ont trait à des gravelles uriques à gros grains, et à des expériences faites sur le poids des calculs d'acide urique, de phosphate ammoniaco-magnésien et d'urates, après un séjour de 15 à 20 jours dans l'eau minérale; expériences qui servaient de base aux opinions que M. Petit s'étaient formées de la dissolution des concrétions urinaires (1).

Ce n'est pas pour dissoudre les calculs, formés dans la vessie, que les *substances alcalines* sont introduites aujourd'hui dans l'économie, mais seulement comme antacide, et par conséquent pour combattre la diathèse urique.

Elles y produisent les effets suivants :

1° Une impression désagréable sur le goût et la saturation, de l'acidité légère qui existe dans l'intervalle des repas; un afflux plus considérable de suc gastrique très-acide, selon la remarque de Claude Bernard, ce qui explique les propriétés apéritives et digestives des alcalins, que connaissaient déjà très-bien les anciens.

2° Elles modifient les combustions qui s'effectuent dans l'organisme. M. Mialhe les a considérées, à ce point de vue, comme des agents puissants d'oxydation, ayant la propriété d'augmenter l'urée et l'acide carbonique, et d'activer la circulation. C'est à ce titre qu'elles ont dû être employées dans la glycosurie et l'albuminurie, qui seraient dues, selon cet auteur, à un défaut d'alcalinité du sang.

3° Elles agissent d'une manière directe sur l'estomac et consécutivement sur la nutrition.

4° Elles sont considérées comme diurétiques à des degrés divers.

5° Elles ont la propriété d'abaisser le pouls et consécutivement la température.

(1) Mallez et Delpech, Thérapeutique des maladies de l'appareil urinaire, 1872.

6° Elles déglobulisent le sang par leur action sur l'oxygène contenu dans les corpuscules sanguins.

M. le professeur Gubler donne une explication des plus plausibles de l'action déglobulisante du bicarbonate de soude, il dit : « Tandis que les sels de soude « abondent dans le sérum, les sels de potasse prédomi- « nent au contraire dans les hématies, et sont aussi né- « cessaires que le fer lui-même à la constitution de ces « organites ainsi qu'à leur fonctionnement régulier. « Augmenter à l'excès la quantité du bicarbonate so- « dique dans le sang, forcer les globules rouges à s'en « imprégner et leur faire abandonner, par l'influence « des masses, une partie de leurs composés potassiques, « c'est les mettre dans l'impossibilité de remplir leurs « fonctions d'hématose, ou même les condamner à périr « prématurément. Ainsi s'expliqueraient la diminution « de la combustion respiratoire et de la calorification, « puis la déglobulisation, la cachexie séreuse et les alté- « rations générales organiques. » (1)

Les alcalins ont toujours été considérés comme des diurétiques, et ils sont rangés par Trousseau et Pidoux dans la classe des irritants, et c'est en effet à ce titre qu'ils agissent sur les reins; mais la suractivité fonctionnelle qu'ils provoquent est d'autant plus grande que la tension du système vasculaire et la pression sur les organes excréteurs sont plus considérables, abstraction faite de toutes considérations pathologiques.

Comme il ressort des expériences du Dr Loffler, *in* Schmiths Jahrbuck, 1848, et de celles plus précises de M. Rabuteau, le *Bicarbonate de potasse*, pris à la dose

____

(1) Commentaires thérapeutiques du *Codex médic.*, 2° édit., 1874.

de 5 grammes par jour, dans une petite quantité de véhicule, n'a pas produit d'effet diurétique. L'observation, du reste, avait démontré depuis longtemps ces mêmes faits, que les alcalins activent la diurèse en raison directe de la proportion d'eau à laquelle ils sont incorporés, par la pression que celle-ci détermine dans l'appareil circulatoire et consécutivement sur l'acte séparateur de l'urine.

Des expériences très-précises et très-concluantes, (Cl. Bernard, Poiseuiile, Gold, Ledwig) démontrent jusqu'à l'évidence la relation étroite qui existe entre le dégré de la pression, dans le système sanguin et la quantité d'urine excrétée dans un temps donné. Becquerel et Lehman ont ajouté que la masse des parties solides excrétées augmente également.

« Le Bicarbonate de potasse, pris à la dose de 5 grammes par jour en deux fois, n'a guère modifié, le premier jour, la réaction acide des urines ; les jours suivants, la réaction a été constatée presque neutre, et en cessant l'usage des alcalins elle redevient presque immédiatement acide. L'alcalinité obtenue par l'ingestion du bicarbonate ne persiste guère que 4 ou 5 heures au plus (Rabuteau). » L'urée a diminué d'une manière notable.

Nous avons reproduit en partie ces expérimentations sur nous-même, et nous n'avons fait que constater les résultats précédents, *mais ce n'était pas là le but principal, de notre expérimentation;* nous ne voulions que rechercher l'action déglobulisante des alcalins les plus employés, et leur action comparative dans ce sens.

Frappé des accusations que Trousseau avait portées contre les alcalins, qu'il prétendait avoir fait plus de mal que l'abus de l'iode et du mercure, et dont il affirmait que l'abus produisait une véritable cachexie dite *cachexie alcaline*, caractérisée par de l'amaigrissement, de la pâleur, de la bouffissure générale et produisant le plus souvent des hémorrhagies passives ou des suffusions séreuses ; frappé surtout de l'influence que les idées du grand clinicien avaient excercé sur la pratique de la majorité des médecins, nous avons, sur les indications de M. le Dr Mallez, institué sur nous-même une série d'expériences précises, dont les résultats nous semblent de nature à confirmer plus clairement l'action cachectisante des médicaments alcalins, qui d'ailleurs était accusée par le plus grand nombre des auteurs. Je me suis servi, dans ces recherches, de l'instrument de M. Malassez, le *Compte-globules* qui consiste comme on sait :

1° En une petite pipette en verre, construite de telle façon que le volume de la dilatation soit un certain nombre de fois plus considérable que le tube ; de telle sorte, qu'on peut obtenir avec cet appareil un mélange parfaitement titré de sang et de sérum. Cet appareil porte le nom de mélangeur de Potain.

2° En un capillaire en verre (capillaire Malassez), dont on peut examiner le contenu au microscope, et dont le volume a été calculé d'avance. Le mélange est introduit dans le capillaire, et on compte les globules dans une longueur donnée dont on connaît le volume correspondant.

3° En un oculaire quadrillé qui sert à indiquer la longueur du capillaire dans laquelle on doit compter les globules.

Voici comment nous avons procédé pour l'ingestion des substances en expérimentation.

Puisque c'est l'abus des alcalins qui a été accusé de produire la destruction des globules du sang, nous les avons ingérés à dessein au maximum de leurs doses, pour arriver à produire sur nous-même ce que l'on appelle la *saturation alcaline.*

Après avoir suivi pendant huit jours un régime uniforme, en ayant soin de relever, pendant cette période, le nombre de nos globules rouges et blancs, par millimètres cubes d'après la méthode de M. Malassez (1), l'état du pouls et celui des urines, nous avons pris 8 grammes par jour de *bicarbonate de soude* en quatre doses, dissoutes chacune dans 80 grammes d'eau commune, et nous avons ainsi continué six jours. Les huit jours qui séparent cette expérience de la suivante, représentent le temps qui nous a été nécessaire pour revenir à l'état normal.

Le Carbonate de Lithine a été pris pendant quatre jours, les deux premiers jours à la dose de 1 gramme, et les deux autres à celle de 2 grammes, ce qui fait en tout 6 grammes. Chacune de ces doses a été dissoute dans 100 grammes d'eau de Seltz.

Dix jours nous ont été nécessaires pour pouvoir commencer l'expérience avec le *Benzoate de Soude* que nous avons pris pendant quatre jours, à la dose de 2 grammes, sous forme de granules.

Cinq jours après avoir cessé le benzoate alcalin, nous nous retrouvions à l'état normal et nous prenions le *Benzoate de Lithine-Ferrugineux* pendant six jours, à la dose

____

(1) De la numération des globules rouges du sang, 1873.

de 8 pilules par jour. Le benzoate de lithine est préparé par M. Tréhyou, en traitant le carbonate de lithine par l'acide benzoïque retiré du benjoin ; il préfère et avec raison ce dernier acide à celui que l'on retire de l'urine des herbivores en Allemagne, et à celui qu'on obtient de la houille en changeant la naphtaline en acide phtalique, avec lequel on forme un phtalate de chaux, qui chauffé à équivalents égaux avec de la chaux hydratée, est transformé en benzoate et en carbonate de chaux. Ces pilules contiennent :

Lithine............................	9 centigrammes.
Oxyde de fer soluble...............	1 —
Acide benzoïque....................	15 —

Quatre jours après la dernière dose de ce médicament nous étions à l'état normal.

Les résultats obtenus et représentés par les différents chiffres de notre tableau se résument ainsi :

1° Sous l'influence du *Bicarbonate de Soude*, nous avons subi une déglobulisation plus sensible qu'avec toutes les autres substances, laquelle à augmenté progressivement jusqu'au sixième jour, moment où le nombre des globules rouges et blancs a présenté une diminution vraiment remarquable.

La proportion des globules rouges aux blancs a conservé à peu près le rapport normal, ce qui prouve que les deux sortes de globules ont subi également les mêmes pertes.

Le pouls a d'abord conservé sa fréquence normale pendant deux jours, puis il commença à s'abaisser jusqu'au sixième (62 battements par minute).

Les urines sont devenues dès le premier jour neutres,

le troisième⋅alcalines, et elles ont conservé cette réaction jusqu'au septième ; puis elles reprirent leur acidité normale. Leur quantité s'est accrue graduellement, mais cette augmentation a cessé dans les premières 24 heures de la dernière dose.

Nous nous sommes assuré, en outre, par nous-même que les phénomènes observés par MM. Rabuteau et Constant, sous l'influence des bicarbonates de soude et de potasse, qu'ils ont expérimentés comme nous, sont sensiblement les mêmes.

En effet, nous avons constaté, dès le troisième jour, une diminution d'appétit qui devient surtout marquée vers les cinquième et sixième jours, des régurgitations acides fréquentes, plus prononcées après les repas ; une sensation constante de plénitude à l'épigastre, des douleurs frontales avec exacerbation le matin, de la pâleur de la face et des épistaxis. Tous ces phénomènes se sont dissipés graduellement en dix jours.

C'est sur ce point seulement, que nous nous séparons de M. Constant, qui déclare avoir vu ces symptômes persister pendant un mois.(Voir notre tableau, première colonne.)

2° Sous l'influence du *Carbonate* de *Lithine*, on voit dans les deux premiers jours (1 gramme par jour) une légère augmentation des globules rouges et une diminution notable des blancs. Les troisième et quatrième jours (2 grammes par jour), la diminution des globules rouges et blancs est très-marquée, diminution qui se rapproche beaucoup de celle produite par le carbonate de soude, dans le même laps de temps. Le rapport des globules rouges aux blancs, d'abord troublé, a, dans les derniers jours, repris son état proportionnel.

Les symptômes que nous avons observés, sous l'influence de cette substance, ont été les mêmes que ceux produits par le bicarbonate de soude, mais plus précoces et plus accentués, en plus, des vomissements dans les matinées des troisième et quatrième jours, et une fétidité insolite des matières fécales.

Nous devons signaler un phénomène assez singulier, qui nous est arrivé, une demi-heure après l'ingestion de la dernière dose : nous étions assis, quant tout à coup nous nous aperçûmes que notre vue était complètement trouble, la lumière seule nous était perceptible. Cela a duré à peu près un quart d'heure, puis nous commençâmes à voir progressivement les objets, et ce ne fut qu'après une heure que notre vue redevint complètement normale.

Nous ne pouvons résoudre cette question d'une manière certaine, parce que nous n'avons pu continuer l'expérience, notre santé étant déjà assez ébranlée; nous croyons, toutefois, que cet effet ne peut être produit par une autre cause que celle de l'ingestion du carbonate de lithine à haute dose, ne l'ayant jamais éprouvé, ni à l'état normal, ni pendant nos autres expériences.

Le pouls a été très-irrégulier, tantôt fréquent, plein, tantôt de fréquence normale, plus petit.

La quantité des urines a été de beaucoup augmentée. Elles sont devenues fortement alcalines dès les premiers jours.

Il nous a fallu six jours pour ne plus éprouver l'embarras gastrique, qui nous a tourmenté le plus. Le dixième jour de repos, nous nous sentions tout à fait à l'état normal. (Voir notre tableau, deuxième colonne.)

3° Sous l'influence du *Benzoate de Soude*, aucun des symptômes que nous avons signalés précédemment ne s'est montré, si ce n'est les régurgitations acides et quelques douleurs à l'épigastre.

La diminution des globules a été assez marquée dans les premiers jours, mais dans les derniers elle est restée stationnaire, ce qui nous autorise à dire que ce médicament ne déglobulise pas d'une manière progressive, mais qu'il pourrait entretenir l'état anémique.

La proportion des globules a subi une modification régulière.

Le pouls est descendu légèrement de 80 à 72.

Les urines ont augmenté en quantité : nous avons constaté aussi que, pendant l'ingestion, leur acidité s'était affaiblie. Après cinq jours de repos, nous étions complètement rétabli. (Voir notre tableau, troisième colonne.)

4° Sous l'influence du *Benzoate de Lithine Ferrugineux*, nous avons constaté, dans les premiers jours, une diminution des globules ; mais, dans ces trois derniers jours, leur nombre a augmenté.

Le pouls n'a subi aucune modification. Les urines ont été augmentées dans leur quantité, et au commencement leur acidité s'est affaiblie ; vers le quatrième jour, elles sont devenues neutres, et elles n'ont pas changé depuis.

Nous nous sommes assuré, par leur analyse, que ce dernier médicament a produit une très-légère diminution de l'urée ; de même, l'acide urique a subi une diminution des plus marquées. Dès les premiers jours, nous avons constaté la présence de l'acide hippurique, dont les proportions ont augmenté graduellement, en raison directe de la diminution de l'acide urique.

Les phosphates terreux et alcalins ont augmenté légèrement, tandis que les sulfates alcalins ont subi une diminution marquée.

Nous avons observé aussi une diminution d'appétit et des régurgitations, qui se sont dissipées au bout de trois jours.

Le quatrième jour après la dernière dose, nous étions tout à fait à l'état normal. (Voir notre tableau, quatrième colonne.)

Nous avons remarqué encore, d'une manière générale :

Que, sous l'influence de chacune des substances expérimentées, nos globules (rouges et blancs) se sont présentés sous une forme irrégulière, plus petits, comme dentelés. Cependant nous ferons connaître que cette destruction a été beaucoup plus marquée, pendant l'ingestion du carbonate de lithine et du bicarbonate de soude, moins avec le benzoate de soude, et enfin très-peu avec le benzoate de lithine ferrugineux, et au début seulement.

Le temps que nous avons laissé s'écouler entre les différentes expériences a été celui nécessaire au retour des globules, ainsi déformées, à leur forme normale.

Que la diminution aussi bien que la perte de la forme régulière ont marché de pair, et pour les globules rouges et pour les blancs, c'est ce qui nous permet de dire que les différents alcalins expérimentés sur nous-même attaquent également les deux sortes de globules, à des degrés divers, dépendant sans doute de leur force déglobulisante et nécessairement de leurs doses.

Cependant le carbonate de lithine, dans les premiers jours (à 1 gramme pris en quatre fois), n'a porté son action que sur les globules blancs. Peut-on conclure de là que cette substance (à la dose indiquée) agit spécialement sur eux ?

Nous ne pouvons que remarquer le fait, en faisant connaître que ce même médicament, à la dose de 2 grammes par jour, a pris la marche déglobulisante que nous avons énoncée plus haut. Il est en effet difficile, et nous n'avons nullement la prétention de résoudre le problème de ces variations, qui peuvent tenir à une foule de causes. La principale est la diminution évidente et progressive des globules, qui ne peut être attribuée qu'à l'action des alcalins.

Nous croyons pouvoir dire que les résultats de nos expériences sont assez concluants pour que l'on puisse désormais être tout à fait fixé sur le rôle des alcalins en général, et pouvoir les administrer convenablement.

Nous nous sommes efforcé de les exécuter avec toute la précision que comportent les expériences relatives aux questions délicates de la médecine, et nous n'avons énoncé que ce que nous avons vu et bien vu sur le champ du microscope, ainsi que ce que nous avons observé sur nous-même avec le plus grand soin.

Néanmoins nous nous empressons de reconnaître qu'il y a encore à faire, à propos de l'action des alcalins, un travail analogue au nôtre, mais en tenant compte : 1° de l'état des urines pendant les expériences ; 2° des différences de poids du corps, qui peuvent se présenter comme conséquence de la destruction globulaire.

Nous regrettons vivement de n'avoir pu donner à nos

expériences cet utile complément. Le temps nous pres-
sant, et les exigences de notre position militaire nous
rappelant dans notre pays, nous forcent à nous li-
miter.

Nous remercions sincèrement notre ami, le Dr Boris
de Wilbouchevitch, de Moscou, qui, avec une extrême
bienveillance, nous a aidé de toute son expérience dans
nos recherches et nous a donné, au laboratoire du Col-
lége de France, les notions indispensables à l'étude de
l'appareil de M. Malassez.

Maintenant que nous avons rempli le but principal
de notre travail, nous croyons devoir nommer les autres
substances usitées dans ce traitement.

L'*Acide Benzoïque* et le *Benzoate de Soude* ont été vantés,
dans ces derniers temps surtout, comme les meilleures
préparations à opposer aux urines ammoniacales. Antérieurement, ils avaient été préconisés contre les productions uriques. Plusieurs auteurs ont depuis déclaré
les balsamiques, la Térébenthine spécialement, supé-
rieures à l'acide benzoïque et ses composés, leur administration n'entraînant pas les troubles du côté de l'estomac, et les douleurs rénales produites par ceux-ci. A
ce propos, nous pouvons dire que le benzoate de soude,
à la dose de 2 grammes par jour, a été mieux supporté
que l'acide benzoïque, aussi bien par nous que par les
malades.

M. le professeur Gubler croit que l'acide benzoïque
doit être préféré aux benzoates alcalins, quand il s'agit
de combattre la diathèse urique, quoique cet auteur
doute de l'influence notable que cet acide peut produire
sur les maladies caractérisées par l'excès des urates alcalins.

Les expériences de Keller tendent à démontrer que les benzoates n'ont pas une action lithontriptique.

Quant au *Carbonate de Lithine* ou à la *Lithine* elle-même, nous trouvons presque inutile de rapporter ce qui a été dit sur leur action contre la diathèse urique. Il est avéré que l'urate de lithine est le plus soluble des urates. Les recherches faites principalement par Lipowitz, Ure, Garrod, Charcot et tant d'autres auteurs, tendent à établir d'une manière précise, que cette base restera dans la pratique de la goutte et de la gravelle urique comme un des meilleurs agents; peut-être un jour pourra-t-elle même être appliquée à la dissolution des calculs vésicaux (acide urique, urates), en se servant des injections vésicales, moyen indiqué par A. Ure, mais très-peu essayé jusqu'à présent.

Une question assez importante est celle de la dose à laquelle on doit l'administrer. Nous nous rallions complètement à l'avis de M. Ditterich, qui conseille de ne pas donner les sels de lithine à une dose supérieure à celle d'un gramme par jour.

Sur ce point, nous pouvons nous prononcer catégoriquement. Nous l'avons expérimenté, et nous avons vu qu'à la dose de 2 grammes (comme M. Charcot l'a donné), il nous a été impossible de le supporter plus de quatre jours. Il a provoqué chez nous l'apparition de troubles dyspeptiques que nous n'avions jamais éprouvés antérieurement. Ces manifestations gastriques se produiront donc toujours et d'autant mieux, chez les graveleux et les goutteux, qui sont généralement, avant tout dyspeptiques.

D'après la majorité des auteurs, la meilleure manière d'administrer les sels de lithine est de les donner en dissolution dans une grande quantité d'eau chargée d'acide carbonique.

Notons, en passant, que l'on se rapproche ainsi du traitement par les eaux minérales, dont nous allons parler, et que c'est pour ainsi dire là une préparation transitoire entre les médicaments pharmaceutiques et les médicaments naturels.

Comme nous l'avons dit, au commencement de ce chapitre, nous ne ferons que citer les autres alcalins employés successivement dans le traitement de la gravelle ; ce sont :

Les savons, les azotates, les citrates et les malates ; le borate de soude, le tartrate borico-potassique ; le carbonate de magnésie, le carbonate neutre de potasse, employé à des doses qui varient de 25 centigrammes à 2 grammes, et qui fait la base de l'*Eau de la Constitution*, remède secret, très en honneur en Angleterre, et de la *Liqueur de Potasse*, également très-employée dans ce pays; le *benzoate d'ammoniaque*, les *bromures alcalins* de potassium et de sodium, qu'on peut prescrire comme diurétiques, mais qui sont presque exclusivement des analgésiques. Et enfin l'iodure de potassium, que Trousseau considérait comme le meilleur lithontriptique.

M. Gigot-Suard a beaucoup insisté, dans ces derniers temps, sur l'utilité du silicate de soude comme étant un excellent dépuratif à la dose de 5 à 10 centigrammes par jour.

MÉDICATION HYDRO-MINÉRALE.

Le traitement par les eaux minérales, bien qu'étant à juste titre considéré comme le moyen par excellence

à opposer à la diathèse urique et à ses manifestations,
a dû être rangé à la fin de cette revue thérapeutique,
parce que pour comprendre son mode d'action, il faut
connaître celui des divers agents qu'il met en usage.

Une eau minérale est un médicament complexe, qui
n'agit pas comme un simple mélange de matières minérales; ce n'est pas, par conséquent, par sa composition chimique seule qu'on peut juger de son action,
surtout si l'on a affaire à une eau minérale dite *faible*.

Les eaux minérales préconisées contre la gravelle
sont très-nombreuses, mais elles sont loin d'être toutes
également efficaces, ce qui peut donner le change en
pareil cas, c'est leur action générale, action qui leur
est commune à de petites différences près, quel que soit
le groupe auquel elles appartiennent. Mais si l'on ré-
fléchit aux causes qui engendrent et entretiennent la
gravelle urique ; si en outre, on considère qu'il faut en
même temps lutter et contre les effets et contre la
cause, on réduit déjà singulièrement le nombre des
eaux à administrer.

Au lieu d'en faire une longue énumération, cher-
chons d'abord à déterminer les indications à remplir,
et l'action qu'elles exercent.

La première indication, celle qui se rapporte à la diathèse, ne comprend que des médications essentiellement
lentes et continues, car ainsi que l'a dit Trousseau « à
maladie chronique il faut une médication chronique.»

Quelle que soit celle des théories que l'on adopte au
sujet de la formation de l'acide urique, à l'état normal
ou à l'état pathologique, on ne saurait se refuser à admettre que ce produit excrémentitiel se forme surtout,
même chez un individu sain, sous l'influence d'un

trouble digestif et que ces troubles accompagnent à peu près constamment les productions uriques. Ce sont tantôt les premières voies, tantôt les éléments cellulaires qui sont en jeu, dans cette sorte de dyspepsie, qui se traduit par des troubles urinaires. Or, partout où s'opère une digestion, pour que cette fonction s'exécute normalement, le concours de plusieurs conditions est nécessaire : quantité et qualité de l'aliment, fonctionnement de l'organe ou de l'appareil chargés de l'excrétion des produits de désassimilation.

La première indication à remplir est donc de régulariser les digestions et les phénomènes intimes d'assimilation ; la seconde, de favoriser l'excrétion des produits de désassimilation sans laqnelle il n'y a que nutrition pervertie. Cette manière de voir, soutenue récemment encore par le Dr Boulaumié, est celle à laquelle nous nous rattachons, parce que c'est celle qui nous paraît la plus conforme tant aux données physiologiques qu'aux observations cliniques.

Un deuxième groupe d'indications comprend l'expulsion des concrétions uriques déjà formées, soit qu'elles existent dans le rein, soit qu'ayant franchi le bassinet, elles se soient engagées dans l'uretère, soit enfin qu'elles soient arrivées jusque dans la vessie.

L'action que l'on doit rechercher est une action très-bien désignée autrefois sous le nom d'*expulsive*.

On a renoncé aujourd'hui, après de nombreuses tentatives, à chercher la dissolution ; tout ce que l'on peut obtenir et que l'on obtient assez fréquemment, sous l'influence de certaines eaux, c'est la fragmentation par éclatement des calculs, probablement par macération et dissolution du mucus qui a cimenté les cristaux ou qui s'est interposé à des couches concentriques.

Une troisième série d'indications à remplir comprend celles qui sont engendrées par les affections concomitantes, telles que : la pyélo-néphrite, le catarrhe rénal dit catarrhe lithogène de Meckel. A chacune de ces indications correspondent certaines eaux et c'est là ce qui fait que, l'action générale aidant, un grand nombre ont été vantées contre la gravelle.

Quelques-unes seulement remplissent toutes ces indications ; celles-là seules sont vraiment spéciales, celles-là seules doivent nous occuper.

Parmi les eaux employées contre les dyspepsies, celles-là seules qui ont été considérées comme diurétiques ont été administrées contre la *gravelle*, dans ce but, précisément, de remplir la double indication qui résulte de la genèse et de l'accumulation d'un excès d'acide urique dans l'économie.

Les eaux employées à cet effet peuvent être rangées sous deux chefs principaux :

1. Eaux minérales alcalines à base de Soude.

2. Eaux minérales alcalines à base de Chaux.

Les premières comprennent : Vichy, Vals, Marcols, Néris, La Preste, Mont-Dore, Evian, Vic-le-Comte, etc.

Les secondes : Pougues, Vittel, Contrexeville, Capvern, Plombières, Martigny, Saint-Galmier, Cauterets (source Mauhourat), Grandif, etc.

La France est assez riche en eaux minérales de ce genre, pour n'avoir rien à envier sous ce rapport à l'Allemagne, aussi ne citerons-nous que les stations françaises.

Les eaux minérales alcalines sodiques, généralement chargées d'une assez grande quantité d'acide carbonique, et riche en sels alcalins, agissent d'abord sur l'estomac d'une manière très-favorable, suractivent ses fonctions, développent l'appétit et calment les douleurs. Ce sont des antidispeptiques très-utiles et très-généralement employés.

Mais précisément grâce à leur richesse en principes alcalins, elles ne tardent pas, si elles sont employées journellement et surtout à doses élevées, à amener des effets analogues à ceux que nous avons rapportés dans nos observations. C'est ainsi qu'à Vichy même, l'appétit très-développé pendant les premiers jours de la cure, diminue très-sensiblement dans les derniers.

Quelle est leur valeur diurétique? Voilà encore une question à élucider. Les alcalins d'après M. Chevreuil jouissent de la propriété de favoriser l'oxydation des substances albuminoïdes; de plus, ils exercent une action dissolvante sur l'acide urique.

Y a-t-il réellement dissolution ou bien arrêt dans la formation et un effet diurétique marqué?

Ce sont là des actions que l'on croyait avoir reconnues manifestement aux alcalins; mais les expériences nouvelles, celles de MM. Rabuteau et Constant, Löffler, ainsi que les nôtres, sont loin d'être d'accord avec ces idées.

Il y a deux écueils sans cesse à éviter dans le traitement par ces eaux; le premier, de ne pas donner une quantité d'eau suffisante pour produire l'effet diurétique; le second, de donner trop de sels alcalins et arriver ainsi à l'imprégnation, puis à la saturation alcaline. Tels sont les avantages et les désavantages des eaux fortement alcalinisées.

Nous dirons quelques mots sur chacune des stations principales.

Vichy. — Sources hyperthermales, protothermales ou athermales (Rotureau).

Bicarbonatée sodique.

Bicarbonatée sodique (ferrugineuse). Durand-Fardel (1).

Parmi les nombreuses sources nous ne citerons que la source des *Célestins* comme étant presque la seule employée dans la gravelle urique, elle contient 5 gr. 103 de bicarbonate sodique par litre d'eau. Elle semble plus stimulante et porte son action sur deux points : les organes urinaires et le cerveau.

Leur thermalité est : l'ancienne source 14,03, la nouvelle 15, 20.

Cette station est le type des eaux alcalines fortes, et les raisonnements faits plus haut ont trait surtout à celle-ci.

Vals. — Bicarbonatées sodiques fortes, moyennes ou faibles ; carboniques fortes.

Sources nombreuses parmi lesquelles cinq sont recommandées dans la gravelle, telles sont, en premier lieu, les sources Marie et Saint-Jean, qui peuvent être employées à hautes doses, lorsqu'on veut produire l'expulsion des graviers. Quant aux trois autres sources, Rigolette, Précieuse et Magdeleine, elles doivent être réservées pour combattre les troubles gastriques.

Vals possède, outre ses sources bicarbonatées sodiques, un groupe de sources sulfatées-arsenicales-ferrugineuses (Dominique, Saint-Louis).

____

(1) Dictionnaire général des eaux minérales, 1860.

Climent.   4

Les eaux de cette station sont les plus chargées de bicarbonate sodique ; par conséquent elles doivent être administrées avec réserve.

Marcols, au contraire, renfermant une plus petite quantité de bicarbonate de soude unie à une plus grande quantité de fer, ne présente pas le danger des précédentes. En effet M. le professeur Gubler a obtenu de très-bons résultats chez des goutteux ; résultats qui s'expliquent très-bien, par l'heureuse association d'un alcalin et d'un reconstituant par excellence, qui fait, que les inconvénients de l'absorption à hautes doses de chacune de ces substances (déglobulisation et consti-pation) se trouvent atténués : de plus la grande quan-tité d'acide carbonique contenue dans ces eaux les rend très-agréables et digestives.

Saint-Alban. — Bicarbonatées sodiques moyennes ; ferrugineuses faibles ; carboniques fortes (Rotureau).

Ces eaux, par leur grande quantité d'acide carbo-nique, sont surtout recommandées aux asthmatiques nerveux (Gubler). Leur effet diurétique est très-pro-noncé.

On les a données contre la gravelle et la dyspepsie.

Prises en bains elles sont réputées efficaces contre certaines dermatoses.

Comme nous l'avons dit plus haut nous ne ferons que citer les stations : Le Boulou, Vic-sur-Cère, La Preste, etc.

Nous pouvons dire toutefois, au sujet des eaux so-diques et sodiques fortes, peu ou pas ferrugineuses, qu'elles sont souvent utiles, mais qu'il ne faut pas les donner à hautes doses, car elles ne peuvent pas être

impunément continuées, sans produire les inconvé
nients dus à leurs bases.

Et comme Trousseau l'a dit fort justement en parlant des eaux de Vichy dans le traitement de la goutte, qu'il croit, avec M. Durand-Fardel, à l'action bienfaisante des eaux alcalines fortes, mais dans une mesure excessivement restreinte, de même nous dirons que dans la goutte comme dans la gravelle, ces eaux peuvent avoir quelques indications spéciales : l'hyperglobulie, une marche de la maladie plus aiguë qu'elle ne l'est habituellement, l'apparition d'accidents liés à la diathèse urique sur des organes autres que les reins.

Les eaux dans lesquelles la chaux et la magnésie sont unies à une certaine proportion de fer, ne participent pas aux inconvénients des précédentes ; leur action sur l'estomac est moins marquée, et sur l'état général cette action est plus lente, moins perturbatrice et plus profonde.

Les doses élevées auxquelles ces eaux peuvent être employées font, qu'à l'action dynamique, s'ajoute l'action chimique pour produire la diurèse.

L'amélioration dans l'état des fonctions digestives et la modification de la nutrition se traduisent par la régularisation dans l'excrétion des constituants urinaires.

L'élimination urique se manifestant dès les premiers jours du traitement, l'expulsion de sables, de graviers, de calculs entiers ou morcelés, sans coliques néphrétiques appréciables, si le traitement n'a pas été poussé d'une manière trop active, tels sont les phénomènes qui se produisent sous l'influence des eaux faibles, nous prenons pour type celles de *Vittel*.

Ces effets salutaires doivent sans doute se produire

par l'administration de toute eau qui peut, sans fatigue pour l'estomac et en favorisant même la nutrition, être ingérée en quantité suffisante pour qu'un courant énergique s'établisse, traversant les reins et la vessie, diluant le produit de sécrétion, lavant mécaniquement les conduits et le réservoir urinaire, entraîne finalement l'élimination de l'acide urique en voie de formation et les concrétions déjà formées.

A ce point de vue, et pour obtenir dans leur ensemble ces résultats, il faut que cette eau soit légère à l'estomac, qu'elle soit suffisamment minéralisée en quantité et en qualité, pour être antidyspeptique et diurétique, qu'elle puisse être absorbée en assez grande quantité.

Il ne faut pas que l'action chimique l'emporte sur l'action dynamique; autant vaudrait, s'il en était ainsi, donner des médicaments actifs bien dosés dans un véhicule quelconque.

On a dit souvent qu'il fallait opérer une sorte de lavage de l'économie ; le mot, pour être un peu banal, n'en est pas moins très-juste, et c'est là un excellent résultat obtenu par les eaux sulfatées-bicarbonatées-calcaires, telles que :

Vittel, sulfatées mixtes. Trois sources principales froides.

La *Grande Source* est celle qui répond aux conditions ci-dessus énoncées. Il y a également la source *Marie* qui est laxative, et enfin la source des *Demoiselles* qui est tonique.

Notre opinion, basée sur ce que nous avons observé, concorde parfaitement avec ce que nous trouvons écrit sur sujet par M. le Dr Dunoyer (1), qui dit en parlant

(1) Dunoyer. Note sur les eaux minérales de Vittel, près Contrexéville. Gaz. des hôp., 1856.

de l'eau de la Grande Source (de Vittel) : « Aucune eau minérale ne m'avait paru plus diurétique et plus légère à l'estomac. » Peu après l'Académie de médecine confirma l'opinion du Dr Dunoyer, par un rapport fait sur une analyse chimique de cette source, dont les conclusions étaient : que l'eau de Vittel est bien plus digestive que celle de Contrexeville, que cette dernière prise à la source est bien digérée par la majorité des buveurs, mais que par suite de transport elle devient lourde et indigeste, et qu'elle est loin de produire les bons résultats qu'on serait en droit d'en espérer d'après ceux obtenus sur les lieux mêmes. M. Dunoyer dit avoir expérimenté l'eau de Vittel dans sa pratique, et en avoir constamment eu de bons effet. Il ajoute « que ce n'est plus au traitement de la gravelle, de différentes affections de la vessie, des maladies chroniques de l'estomac et de la goutte que sont limitées les ressources thérapeutiques de l'eau de Vittel. Dans la chlorose et dans tous les cas d'apauvrissement du sang, la source ferrugineuse, où l'élément martial se trouve, sous la forme la plus heureuse, de bicarbonate et de crénate, est appelée à donner d'excellents résultats. »

De ce qui précède, nous croyons que les eaux de Vittel peuvent être placées au premier rang dans le traitement hydro-minéral de la gravelle urique.

Contrexeville. Sulfatées calciques, froides. Trois sources.

La source du Pavillon seule est utilisée dans la gravelle. Nous nous bornerons à citer seulement cette station, qui est l'analogue de Vittel.

Pougues. Bicarbonatées calciques.

L'eau de la source Saint-Léger agit surtout par la grande quantité ingérée.

Néris et *Evian* appartiennent au groupe des bicarbonatées sodiques faibles. M. le professeur Gubler les appelle des eaux *inermes*, ce qui ne veut pas dire inertes ; c'est-à-dire, que leur composition chimique a peu de part dans l'action thérapeutique. *Néris* n'est pas diurétique si ce n'est par effet dynamique, mais elles modifieraient avantageusement la sécrétion urinaire (Dr Laurès).

Evian s'applique plus spécialement aux graveleux, chez des sujets très-irritables.

Ces deux stations peuvent être considérées comme étant intermédiaires aux deux groupes que nous avons établis.

Cauterets (Source Mauhourat) sont classées, dans un récent travail de M. L. Byasson, parmi les silicatées-sulfatées-sodiques et non dans les sulfureuses.

Par la petite quantité qui s'y trouve elles pourraient être reconnues des eaux alcalines faibles.

Cette source, comme celle de Contrexéville, a été considérée par M. Gigot-Suard comme dépurative, grâce au silicate de soude que ces eaux contiennent en dissolution. Il dit avoir obtenu de bons résultats chez des graveleux. •

Nous restreignons l'étude des eaux minérales à ces deux groupes parce qu'ils ont été ou sont aujourd'hui les seuls dans lesquels on puisse trouver un remède vraiment efficace contre la gravelle, ayant toutefois le soin de bien préciser leurs indications.

HYGIÈNE.

Comme dans toutes les maladies chroniques et surtout dans les diathèses, qui sont plutôt un état

d'imminence morbide qu'une maladie, l'hygiène est
appelée à jouer un grand rôle; c'est généralement de la
non-observation de ses règles que naissent les accidents
liés à la diathèse urique. Aussi ne peut-on passer sous
silence ce qui a trait à l'hygiène des graveleux, sans
cependant pouvoir tracer une ligne de conduite générale, applicable à tous les cas.

Le cadre de notre thèse ne nous permet pas d'entrer
dans les détails de l'hygiène de la gravelle urique, qui
est presque celle de la goutte.

Nous renvoyons aux excellents travaux de M. le
professeur Bouchardat et de Michel Lévy, M. Galtier-
Boissière, etc., qui nous dispense de faire une compila-
tion, ne pouvant rien y ajouter.

Nous nous contentons d'exposer le principe.

Chercher à rendre facile l'accomplissement des phénomènes intimes de l'assimilation pour prévenir la maladie; réduire la proportion des principes albuminoïdes
introduits en excès dans l'organisme, et détruire la production de l'acide urique dans l'économie, tel est le but
de l'hygiène qui doit être considérée à côté des eaux
minérales, comme la base du traitement des graveleux.

Pour obtenir ces résultats, il y a : 1° *le régime alimentaire*, bien réglé, jamais formulé d'avance, c'est-à-dire
usage modéré, suspension même, pendant quelque
temps, de viandes noires, etc., mais point une absti-
nence trop prolongée, et le tout, en raison des habitudes
antérieures des malades.

Civiale et M. Durand-Fardel conseillent d'écarter *toujours* du régime du graveleux les substances stimulantes,
non-seulement parce qu'elles donnent aux organes urinaires plus d'irritation, mais aussi d'éviter l'excitation

générale du système nerveux dont l'influence sur les manifestations graveleuses est des plus évidentes.

2° L'*exercice* duquel M. Bouchardat dit : « L'exercice énergique est la pierre angulaire de la prophylaxie de la goutte. » Cet aphorisme s'applique aussi bien à la goutte qu'à la gravelle urique, maladies tenant à une cause identique ; le défaut d'équilibre entre l'apport et la dépense organique, laquelle se traduit étiologiquement par l'excès d'alimentation azotée d'une part, et de l'autre par le défaut d'exercice.

Voici comment M. le professeur Bouchardat résume tous les genres d'exercice : « Les exercices journaliers du corps, des bras, des jambes, sont indispensables. Il faudra rechercher avec le plus grand soin ce qui peut donner de l'attrait à cet exercice de chaque jour; chasse, escrime, exercices militaires, exercices de la rame, patinage, jeux de paume, de billard, de boules, criquet; travaux manuels ordinaires, tels que fendre, scier, tourner du bois, jardiner, bêcher, piocher, rouler une brouette. Pour les femmes, ce seront les travaux les plus actifs du ménage. »

3° Les moyens destinés à entretenir les fonctions de la peau sont : l'hydrothérapie, bains de siége, immersion, suivis de frictions, avec une serviette rude ou mieux un gant de crin, les bains alcalins, les bains et douches de vapeur et enfin le massage sous toutes les formes convenables.

Leur utilité réside dans ce qu'ils ont la propriété d'activer la perspiration cutanée, chargée d'éliminer outre l'eau, une proportion notable des matières excrémentitielles du sang.

CONCLUSIONS.

1° Les *Carbonates Alcalins* sont des déglobulisants par excellence, et ils doivent toujours faire partie du traitement des sujets manifestement hyperglobulisés.

2° Les *Benzoates Alcalins* se placent immédiatement après les carbonates par leur action moins énergique sur les éléments figurés du sang et leur propriété, reconnue depuis longtemps, de s'opposer à la formation des urates insolubles et de produire des hippurates solubles.

3° La réunion du *Fer* à ces *Carbonates* et *Benzoates*, a nécessairement pour effet d'atténuer la déglobulisation qu'entraîne l'ingestion de ces substances médicamenteuses.

4° Le *Benzoate de Lithine Ferrugineux* doit être préférablement recommandé puisque comme le démontrent nos propres expériences, aux premiers effets de l'action des alcalins, succède rapidement la reproduction des globules rouges, par le fait de la présence du fer.

5° De ce qui précède, on peut conclure que les *Eaux Minérales* faiblement alcalines doivent être préférées et que celles qui contiendront du fer, offriront l'avantage de pouvoir être administrées, plus longtemps, à plus hautes doses et sans danger.

6° Les *Sels de Chaux* sont reconstituants et leur propriété anti-urique est à peu près égale à celle des sels alcalins. Ils doivent donc être préférés à ces derniers, toutes les fois qu'il y a hypoglobulie ou tendance à l'anémie, et les eaux minérales qui les contiennent généralement associés au fer sont le plus utilement employées dans la grande majorité des cas.

7º Par l'augmentation de pression qu'exerce une eau faiblement minéralisée, prise à haute dose, l'hypersécrétion rénale provoque l'élimination d'une grande quantité de matières fixes et par conséquent une véritable saignée urique.

8º Les résultats de notre expérimentation confirment pleinement les idées émises par Trousseau, et montrent le danger, que peut présenter l'administration des alcalins à hautes doses ainsi que la nécessité de les associer toujours à des reconstituants ferrugineux ou autres.

ÉTUDE expérimentale sur les globules du sang pour constater l'action des alcalins.

AVANT L'INGESTION (*) État normal.	ÉTAT NORMAL au commencement.	10 JOURS APRÈS le bicarbonate de soude.	10 JOURS APRÈS le carbonate de lithine.	5 JOURS APRÈS le benzoate de soude.
Nomb. des glob. roug.	4.531.400	4.551.400	4.580.300	4.670.400
— — — bl ..	.6.950	6.930	6.940	6.250
Prop. des gl. r. aux bl.	1 bl. p. 650 roug.	1 bl. p. 656 roug.	1 bl. p. 658 roug.	1 bl. p. 747 roug.
Urines (en 24 h.), gr.	1.260 acides.	1.248 acides.	1.237 acides.	1.258 acides.
Substances ingérées.	I. Bicarbonate de soude.	II. Carbonate de lithine.	III. Benzoate de soude.	IV. Benzoate de lithine ferrugineux.
Les Nos I, II, III, IV, placés en tête de chaque colonne, répondent à notre texte, pages 23 et suivantes.				
DOSES.	Huit grammes par jour, pris en quatre fois, chaque dose dissoute dans 80 gr. d'eau, 48 grammes en six jours.	Deux jours à un gr. Deux autres à deux grammes. Chaque dose dissoute dans 100gr d'eau de Seltz. 6 grammes en quatre jours.	Deux grammes par jour, pris en deux fois (en granules). 8 grammes en quatre jours.	Huit pilules par jour, pris en quatre fois. 48 pilules en six jours.

PENDANT L'INGESTION.

	au commencement	bicarbonate de soude	carbonate de lithine	benzoate de soude
Nombre des globules rouges par millimètre cube. 1er jour..	....	....	....	....
2e —	4.392.400	4.559.200	4.170.000	....
3e —	....	....	3.864.200	4.003.200
4e —	3.475.000	3.854.200	3.869.200	3.502.800
5e —	3.836.400 (**)	....	....	....
6e —	3.280.400	....	....	3.886.400
Nombre des globules blancs par millimètre cube. 1er jour..	....	....	....	....
2e —	6.950	5.000	5.020	....
3e —	....	....	4.500	5.750
4e —	4.150	5.900	5.650	5.400
5e —	5.400 (**)	....	....	....
6e —	5.000	....	....	5.700
Proportion de globules rouges aux blancs. 1er jour..	....	....	....	....
2e —	1 bl. p. 631 roug.	1 bl. p. 911 roug.	1 bl. p. 830 roug.	....
3e —	....	....	1 bl. p. 858 roug.	1 bl. p. 696 roug.
4e —	1 bl. p. 832 roug.	1 bl. p. 653 roug.	1 bl. p. 683 roug.	1 bl. p. 648 roug.
5e —	1 bl. p. 710 roug.	....	....	....
6e —	1 bl. p. 650 roug.	....	....	1 bl. p. 681 roug.
Quantité des urines (en 24 heures) grammes. 1er jour..	1.390 faible acidité	1.483 alcalines.	1.350 faible acidité	1.309 faible acidité
2e —	1.320 neutre.	1.570 id.	1.320 id.	1.312 id.
3e —	1.336 alcalines.	1.564 id.	1.369 id.	1.379 id.
4e —	1.300 id.	1.580 id	1.347 id.	1.345 neutres.
5e —	1.382 id.	....	....	1.348 id.
6e —	1.350 id.	....	....	1.360 id.

APRÈS LA DERNIÈRE DOSE.	4 JOURS APRÈS.	5 JOURS APRÈS.	3 JOURS APRÈS.	4 JOURS APRÈS.
Nomb. des glob. roug.	4.197.800	4.591.000	4.475.800	4.579.200
— — — bl...	5.750	6.960	5.700	6.950
Prop. d. gl. r. aux bl.	1 bl. p. 730 roug.	1 bl. p. 659 roug.	1 bl. p. 785 roug.	1 bl. p. 658 roug.
Urines (en 24 h.), gr.	1.256 acides.	1.250 acides.	1.259 acides.	1.239 acides.

(*) Toutes les constatations ont été faites le matin à jeun, et suivant constamment un régime uniforme.

(**) On constate ce jour un accroissement de globules rouges et blancs. Cela provient, croyons-nous, de ce que leur numération a été faite, cette fois, quatre heures après le premier repas.

BIBLIOGRAPHIE

Abbadie. De la gravelle sous le point de vue de la symptomatolo-
gie. Th. de Paris, 1841. — Arnaud. Instructions simples et ai-
sées sur les maladies de l'urèthre, etc. Amsterdam, 1764.

Baud. Maladies des organes génito-urinaires et goutte. Contrexéville, 1868. — Bagard. Mémoire sur les eaux de Contrexéville.
1760. — Bonnet. Des différentes espèces de gravelle et de leurs
rapports avec le régime alimentaire. Th. de Paris, 1847. —
Broca, Sur la pilimiction et le trichiasis des voies urinaires. (Bulletins de la Soc. de chirug. et Gaz. des hôpitaux, 1868.) — Bouchardat. Annuaire de thérapeutique, 1867. — Bougarel. Etude
sur les eaux de Vals, 1869. — Bouquet. Histoire chimique des
eaux minérales et thermales de Vichy, etc., 1855. — Bouloumié. Cons. générales sur la dysp., la gravelle et la goutte,etc.,
1873. — Brodie. Lectures on the diseases of the urinary organs,
2ᵉ édit., 1834. — Brown-Séquard. Sur le diagnostic et le trait.
des principales formes de paralysie des membres inférieurs;
traduct. de l'anglais par Gordon, 1864. — Buez. Les eaux lithi-
nées de Martigny, 1869.

Cadet. Des différentes espèces de gravelles et de leurs rapports avec
le régime. Th. de Paris, 1847. — Chabannes. Etude sur les eaux
minérales de Vals, 1865. — Chevallier. Essai sur la dissolution
de la gravelle et des calculs, 1837. — Civiale. Traité de l'affection calculeuse, ou Recherches sur la formation et les caractères,
les causes et les effets de la pierre et de la gravelle, avec une statistique. Paris, 1 vol., 1838. — Clermont. Recueil d'observations
physiologiques et cliniques sur Vals, 1866. — Chopart et Pascal.
Traité des voies urinaires. Paris, 2 vol., 1821. — Commandré.
Utilité des eaux minér. de Vichy transportées. 1869. — Clapa-
rède (Paul). Inflammation et catarrhe de la vessie; gravelle.
1872. — Crozant. Des coliques néphrétiques et de la gravelle.
1851.

Desault. OEuvres chirurgicales, maladies des voies urinaires,

t. III. Paris, 1803. — Desbrest. Traité des eaux de Chateldon et de celles de Vichy. Moulins, 1778. — Debout. Observations de gravelles rares recueillies à Contrexéville. (Annales de la Société d'hydrol. médic. de Paris, 1871-1872, t. XVII.) — Dubouchet. Maladies des voies urinaires et des org. de la générat., etc. 1 vol. 1851. — Durand-Fardel, Lebert, Lefort, etc. Dictionnaire des eaux minérales, 1860. — Durand-Fardel. Traité des maladies chroniques. 1868. — Durand-Fardel. Mém. sur les réactions acides et alcalines présentées par l'urine des malades soumis au trait. des eaux de Vichy, 1850, et Lettres sur Vichy, 1857.

Fernet. De la diathèse urique. Thèse d'agrégation, 1865. — Ferran. De l'emploi des eaux de la Preste dans les maladies des voies urinaires et l'affection calculeuse. Thèse de Montpellier, 1850. — Fourcroy. Observ. sur les calculs urinaires de l'homme. Mémoire de la Société méd. d'émulation. T. II.

Gallois. De l'oxalate de chaux dans les sédiments. 1859. — Gaudin. Vichy au point de vue de l'hygiène, etc. 1867. — Garrod. La goutte, sa nature et son traitement, traduct. de A. Ollivier. (Rapports de la goutte avec la gravelle et les calculs urinaires. 1867, p. 659 et suiv.) — Gigot-Suard. De l'herpétisme. 1872. — Recherches sur les effets dépuratifs de l'eau de Mahourat (Cauterets). (Annales de la Société d'hydrol. médic. de Paris. 1871-1872.) — Gœury-Duvivier. Manuel pratique des maladies des voies urinaires. 1843, 1 vol. — Gubler. Commentaires thérapeutiques du *Codex Medicamentarius*, etc. Paris, 1874, 2e édition. — Gubler, Desnos, Labat, Lebret, Mialhe, Rotureau, Verjon, Durand-Fardel, rapporteurs. Sur les eaux minérales de la France mises en regard des eaux minérales de l'Allemagne. (Annales de la Société d'hydrol. méd. de Paris. 1871-1873. — Golding Bird. De l'urine et des dépôts urinaires, traduction du Dr O'Rorke. 1866. — Grimaud. De la gravelle urique et de son trait., etc. 1865. — Guéniot. Fragmentation spontanée de calculs dans la vessie. (Bulletins de la Société de chirurgie et Gazette des hôpitaux, 1867).

Hallé (Charles). Des phlegmons périnéphrétiques. Thèse de Paris, 1863. — Henri (O.), Lavigne et Chabannes. Notice chimique sur les sources minér. de Vals, suivie de la clinique de Vals. 1867.

Jacquemin. Analyse de l'eau minérale de Martigny. 1862. — Jaccoud. Traité de pathologie interne. T. II, 1871. — Jaumes. Pathologie et thérap. de l'affect. calculeuse considérée dans leurs rapports avec les divers âges de la vie. Thèse d'agrégation de

Montpellier, 1866.—Johnston (H.). Practical observ. on urinary gravel and stone, etc. Edinburgh, 1806.

Laures (de) et Becquerel. Recherches sur les conserves des eaux thermales de Neris. 1845. — Legrand du Saulle. La gravelle étudiée à Contrexéville. (Gaz. des hôpit., 1866.) — Leroy d'Etiolles fils. Traité pratique de la gravelle et des calculs urinaires. 1864-1866. — Lorain. Kyste du rein contenant des calculs. Comptes-rendus de la Soc. de biologie, 1851, 2e série, t. I.)

Magendie. Recherches physiologiques et médicales sur la gravelle. 1827. — Mallez et Delpech. Thérapeutique des maladies de l'appar. urinaire. 1872. — Mamelet. Notice sur les propr. phys., chim. et médic. des eaux de Contrexéville. 1851.—Martin (J.-H.) Du trait. de la gravelle. Th. de Paris, 1841.—Marchal (de Calvi). Diabète urique ou goutteux, in Recherches sur les accidents diabétiques. 1864. — Marcé (V.). Pyélo-néphrite calculeuse chronique. 1853. — Masing. Mittheilungen über einen Nierenstein. (Petersb. med. Zeitsch., 1869). — Mercier (Aug.). Recherches sur le trait. des mal. des voies urin., etc. Paris, 1 vol. 1856, et Trait. préservatif et curatif des sédim. de la gravelle, etc. 1872. — Moulinié. Traité des maladies org. génito-urinaires. 2 vol. 1839. — Montagnan. Observations et études sur les eaux minérales de Capvern. 1868. — Moutard-Martin, Hérard. Observat. de pyélite calculeuse, in Bull. et Mémoires de la Soc. méd. des hôpitaux de Paris, 2e série, année 1864. — Mialhe. De l'action des alcalins dans le traitement des calculs biliaires et vésicaux, 1867. (Annales de la Soc. d'hydrol. médic. de Paris, 1866-1867, t. XIII.) Mitscherlich. Sur la présence de l'ac. oxalique dans le cresson d'eau. (Lehrbuch der Chemil, 1834.)

Neubauer (C.) et Vogel (J.). De l'urine et des sédiments urinaires; traduction de Gautier. 1870. — Noyer. Lettres à Civiale sur les eaux de Vichy. 1836. — Nisseron. Séméiologie; moyens d'investigations des urines. Th. de Paris, 1869, n° 86.

Ollier. Des principaux groupes qu'on peut établir dans les eaux de Vals et de quelques-unes de leur spécialisation. 1868.

Parrot (J.). Note sur l'infarctus uratique des reins chez les nouveau-nés. (Bulletins et Mémoir. de la Soc. méd. des hôpitaux de Paris pour 1871. — Patezon. Vittel, ses eaux minérales, 1869, et Études cliniques sur les eaux de Vittel, 1862. — Patron. Leçons sur les mal. des org. urin., traduc. de l'anglais. 1 vol. 1845. — Petit. Du trait. médical des calc. urinaires. 1834. — Patron. Du mode de l'act. des eaux de Vichy, de leurs applications théra-

peutiques. 1850. — Peschier. Notice sur les eaux minér. de
Vittel. 1855. — Philips (Ch.). Traité des mal. des org. urin.
1 vol. fig. 1860. — Prout. Traité de la gravelle, traduct. de
Mourgues. Paris, 1823.

Rayer. Traité des maladies des reins. 2 volumes, atlas. Paris, 1839.
Rose. Union médicale. 1851. — Robert. Notice sur les eaux
minérales de Martigny. 1869. — Robin et Verdeil. Traité de
chimie anatomique et physiologique normale et thérapeutique.
Paris, 1853, avec atlas. — Roubaud (Félix). De l'identité d'origine
de la gravelle, du diabète et de l'albuminurie. (Gaz. des hôpitaux,
1867.)

Scherer (A. N.). Die neuesten Untersuchungen über die Mischung
Blasenstein. Iéna, 1800. — Scherer (J.). Untersuchungen zur
Pathologie. Heidelberg, 1843. — Schlossberger. De la gravelle
dans les conduits de Bellini. Mémoire, 1843. — Ségalas. Essai
sur la gravelle et la pierre considérées sous le rapport de leurs
causes, etc. 1839. — Siotis. Pyélite calculeuse. (Gazette médic.
d'Orient, 1868.) — Smith. Nephrotomy as a mean of treating
renal calculus. (Med. chirurg. Transactions, 1869.) — Saint-
Ursin (de) Marie. Etiologie et thérapeutique de l'arthritis et du
calcul, etc. 1 vol. Paris, 1816. — Stanley. On irritation of the
spinal cord and its vernes in connection witch disease in the
kidneys. (Med. chirurg. Transactions, 1833, t. XVIII.) — Sou-
ligoux. De l'examen organique et physiologique du malade pendant son séjour à Vichy. 1869.

Thudicum. A treatise on the pathology of urine. 1858. — Ticier
Notice sur l'emploi et l'action des eaux de Capvern. 1871. —
Trousseau. Clinique médicale et Traité de thérapeutique, dernières éditions. — Torteil. Comment constater la présence du
bicarbonate de soude dans l'urine. Th. de Paris, 1841.

Ure. Sur les dissolutions des concrétions urinaires. (Gaz. médic.
de Paris, n° 29, juill. 1842.)

Verdun. Essai sur la diurèse et les diurétiques. Th. de Paris, 1872.

Wilis (R.). Urinary diseases and their treatment. London, 1838.
— Willemin. Complication de l'affection calculeuse du foie avec
l'affect. goutteuse, la gravelle urique et la diathèse rhumatis-
male, in Des coliques hépatiques, 1862.

Paris. A. Parent, imprimeur de la Faculté de Médecine, rue M^r-le-Prince, 31

9 782019 664206